THÉRAPEUTIQUE DENTAIRE

DU

MAL AUX DENTS

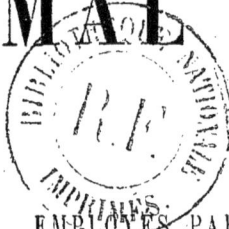

DES MOYENS

EMPLOYÉS PAR LES CHARLATANS POUR LE GUÉRIR

DE SON TRAITEMENT RATIONNEL

PAR LE

Dr S. DUNOGIER

(DE BORDEAUX)

BORDEAUX

FERET & FILS, ÉDITEURS

15 — COURS DE L'INTENDANCE — 15

—

1897

THÉRAPEUTIQUE DENTAIRE

DU

MAL AUX DENTS

DES MOYENS

EMPLOYÉS PAR LES CHARLATANS POUR LE GUÉRIR

DE SON TRAITEMENT RATIONNEL

PAR LE

Dᴿ S. DUNOGIER

(DE BORDEAUX)

BORDEAUX

FERET & FILS, ÉDITEURS

15 — COURS DE L'INTENDANCE — 15

1897

DU MAL AUX DENTS

DES MOYENS

EMPLOYÉS PAR LES CHARLATANS POUR LE GUÉRIR

DE SON TRAITEMENT RATIONNEL

Parmi les douleurs dentaires, les unes sont passagères et peuvent céder à quelques moyens simples, les autres résultent de quelque altération profonde, et par cela même exigent des opérations, souvent même l'extraction. Nous avons cru nécessaire d'indiquer aux personnes étrangères à l'art dentaire quelques moyens de les calmer et de soustraire par là leur bouche soit à l'action d'une foule de remèdes qu'emploient les charlatans, et que prônent les gens crédules, soit à des mutilations qu'elles auraient pu s'éviter.

De toutes les douleurs que l'homme peut ressentir, il en est peu de plus insupportable que le *mal aux dents;* aussi n'est-il pas étonnant que le traitement de ces douleurs soit devenu l'objet des spéculations d'une foule d'industriels. Le premier instinct de l'homme est de veiller à sa conservation, et par conséquent de se soustraire à la douleur. Si un de ses organes vient à être lésé, de suite un penchant irrésistible le pousse à chercher des secours partout où il pourra en trouver.

Dans les angoisses de la douleur, dans ces moments pénibles où l'imagination acquiert d'autant plus de force que la raison s'affaiblit davantage, nous acceptons les secours du premier venu qui nous fait l'éloge de ses remèdes et la récapitulation de leurs prétendus succès. Ces hommes, dont la plupart n'ont d'autre mérite que l'astuce et le babil, n'ignorent pas que la faiblesse de l'esprit humain est telle que nous croyons facilement tout ce que nous souhaitons avec avidité; aussi s'emparent-ils adroitement de l'esprit du malade, et lui font-ils payer souvent bien cher des secours presque toujours funestes.

L'imagination et le désir de guérir sont donc les propagateurs naturels du charlatanisme, qui est ensuite accueilli avec avidité par l'immense foule des ignorants, bien plus nombreux, en effet, que les gens d'un jugement solide. Si les charlatans s'adressent plus particulièrement aux maladies des dents, c'est que les douleurs que ces maladies occasionnent, ne troublant qu'assez rarement le jeu des autres fonctions et détournant par conséquent de l'idée d'une maladie dangereuse, irritent profondément, et portent ceux qu'elles atteignent à chercher à s'en délivrer le plus tôt possible et par les premiers moyens qui se présentent.

C'est en vain que l'expérience a fait plus de mille fois justice de la plupart des remèdes prétendus souverains contre les maux de dents; l'aveugle vulgaire s'obstine toujours à les rechercher avec empressement et à les recevoir avec admiration; et, chose étrange, il ajoute d'autant plus de confiance à leurs vertus, que celui qui les présente est plus dépourvu de connaissances.

Heureusement, leur vogue est aussi éphémère qu'elle est grande; mais la crainte de la douleur est si forte, qu'on s'abuse à cet égard et qu'une foule de gens ont recours à leur usage. Ces remèdes qui ont paru avec tant d'éclat, ou pour mieux dire avec tant de bruit à différentes époques, ont tous fini par être démasqués, et l'illusion dissipée n'a laissé voir que les traces de leur dangereuse action ou, ce qui est le cas le plus heureux, de leur complète inutilité.

Tout le monde sait que les dents ont été de temps immémorial, et sont encore aujourd'hui même, le principal domaine des empiriques. Ces gens à opérations merveilleuses exploitent la crédulité publique de toutes les manières ; les uns inondent les feuilles publiques d'annonces mensongères ; ils y vantent eux-mêmes leur baume, leur élixir, spécifiques universels contre tous les maux de dents, comme si toutes ces maladies avaient la même cause et, comme si le même remède pouvait guérir les maladies si diverses et quelquefois de nature si compliquée dont ces organes sont affectés. Les autres font afficher et placarder sur les murs des grandes villes une *tête de femme* enveloppée d'un mouchoir, comme enseigne d'une panacée odontalgique universelle. Quelques-uns même, à qui la *réclame inspire du dégoût,* pour citer leurs propres paroles, se parent pompeusement d'un titre qu'ils n'ont pas. Ils donnent le nom de *confrères* aux quelques rares médecins qui se sont égarés chez eux, et finissent par se faire traiter d'égal à égal par ces derniers. Simple question... de tempérament ! Ils vont même quelquefois jusqu'à ajouter un bout de ruban exotique, qui prend bien vite à leur boutonnière étonnée toutes les apparences du plus envié de nos rubans nationaux.

Ces individus, qui à défaut de plus noble mobile sont guidés par l'intérêt seul, poussent l'effronterie jusqu'à annoncer que ces baumes, ces élixirs ont reçu et reçoivent journellement l'approbation des médecins et des chirurgiens les plus instruits et les plus en renom. Ils vantent et distribuent leurs drogues solides, demi-solides et liquides, qui doivent, disent-ils, dès l'instant de leur application, apaiser la douleur et dont l'effet salutaire, quand il en résulte un, est toujours le fruit de l'imagination. Si ces baumes, ces gouttes, ces liqueurs n'avaient rien de pernicieux pour les dents et pour les gencives, on pourrait laisser la crédulité être la dupe du charlatanisme; mais il n'en est pas toujours ainsi, et il nous semble bon de nous élever contre cet usage inconsidéré de livrer sa bouche aux conseils et aux remèdes de gens inspirés par le seul désir de gagner de l'argent, ou de gens qu'un zèle aussi indiscret qu'il est peu éclairé porte à fournir de pareils remèdes et surtout à les donner comme infaillibles.

Que le vulgaire, habitué à subir le joug de la plupart des idées qui dépassent son intelligence, accueille avec avidité tout ce qui tient du merveilleux et que, dans son jugement aveugle, il donne la palme du mérite à l'impéritie effrontée qui a l'art de le séduire, la chose est croyable; mais que des personnes ayant reçu de l'éducation, et devant par cela même ne s'en rapporter qu'au bon sens ou aux avis des hommes compétents, soient la dupe de ces charlatans effrontés, qui, sous le titre frustré de dentistes, usent de mille supercheries et souvent de l'artifice le plus grossier, c'est ce qu'on a quelque peine à concevoir.

Cependant, cette espèce de jonglerie, qui trouve encore des partisans dans toutes les classes de la société, est bien près de finir. La loi de 1892 sur l'exercice de la médecine, qui exige des futurs dentistes une instruction professionnelle et des études spéciales, portera le dernier coup à ces menées mensongères. Il est à regretter que le législateur n'ait pas fait entrer d'un seul coup le dentiste dans le cadre médical, en exigeant qu'il soit avant tout médecin, comme tous les spécialistes. Nous osons croire que ce n'est qu'un léger retard, et avant peu notre profession possédera le rang et l'éclat dont elle est digne, tant par son but que par les liens étroits qui l'unissent à ce que les connaissances naturelles ont de plus noble et de plus élevé.

Pour bien faire voir combien sont ridicules les assertions qu'on émet sur la valeur des remèdes que vendent les charlatans et que prônent les gens crédules, une seule remarque devrait vous convaincre : c'est que ces remèdes conviennent non seulement dans tous les cas, mais encore dans toutes les espèces de maladies des dents (¹). Cela devrait suffire pour montrer leur efficacité ; mais le raisonnement le plus sensé est souvent impuissant à désabuser ceux qui en font usage.

Mais s'il faut gémir de ce que des gens sans aveu font journellement des dupes et des victimes, combien n'est-il pas déplorable de voir des hommes porteurs de prétendus titres réguliers, opprobres de notre art, mus par un vil intérêt, marcher sur les traces de tels imposteurs, ou d'hommes de bonne foi, mais ignorants et superstitieux, et chercher à s'établir une réputation par mille menées plus basses les unes que les autres ! Et si on voulait dévoiler la composition et indiquer le mode d'action d'une foule de substances que vendent encore aujourd'hui, comme des spécifiques infaillibles contre toutes les affections de la bouche et des dents, des dentistes qui jouissent cependant de quelque crédit, on n'aurait que l'embarras du choix. Mais il vaut mieux se contenter d'indiquer le mal que de le montrer dans toute sa laideur.

C'est cette conduite ridicule, ce sont ces promesses fallacieuses qui ont aiguisé contre les dentistes les traits de la satire. Ces traits ne sont que trop justes

(¹) Souvent même le même remède est recommandé pour les dents, l'estomac, les cors aux pieds, etc.

dans une foule de circonstances ; mais ils nuisent à un grand nombre de personnes, qu'une prévention défavorable pour cette profession empêche de réclamer des conseils qui, demandés à propos, les mettraient à même de conserver longtemps des dents légèrement altérées, et de se soustraire à tant de douloureuses opérations auxquelles l'imprévoyance et l'amour du merveilleux ne réduisent que trop souvent par malheur le ministère du dentiste.

Comme il faut une excuse à toutes les erreurs dont on subit le joug par ignorance ou par faiblesse, quelques personnes pourraient objecter, à tant de justes allégations, que certains dentistes consommés dans leur art possèdent des remèdes secrets dont l'efficacité ne saurait être douteuse. Cette assertion est celle qui nuit le plus aux progrès du traitement de toutes les maladies en général, et en particulier de celles des dents, et qui protège les menées peu délicates d'une foule de dentistes pour lesquels tout moyen est bon.

Mais nous pouvons le dire sans crainte : il n'est pas possible qu'un homme de bien se résigne à rester seul possesseur d'un moyen salutaire et persiste à en faire un secret. Il n'est pas une personne, élevée dans les principes d'une saine morale, qui ne mette toute sa gloire à publier des découvertes, même au détriment de sa fortune, si elle les croit utiles à l'humanité. Si pour ces personnes le désir d'être utile n'est pas un mobile suffisant, elles doivent ne pas ignorer que le public a toujours assez de bon sens pour supposer que celui qui invente un procédé est toujours celui qui sait le mieux l'appliquer, et assez de justice pour les en rendre les véritables bénéficiaires.

D'ailleurs, grâce aux progrès de la chimie, nous sommes à l'abri des remèdes secrets qui ne sont pour l'ordinaire que des substances connues depuis des siècles, que leurs prétendus inventeurs décorent subtilement d'un nouveau nom plus ou moins bizarre et dont il n'est pas difficile de dévoiler soit l'origine, soit la composition et la vertu.

Les remèdes propres à calmer les maux de dents doivent donc différer autant que les maladies desquelles dépendent ces douleurs.

Les douleurs dentaires doivent être divisées, au point de vue du siège, en celles qui ont leur siège dans la dent douloureuse elle-même et celles qui dépendent de la lésion d'une autre partie. Voici comment B. Bell s'exprime au sujet de ces dernières [1] : « Ainsi, lorsque la douleur a commencé, comme il arrive quelquefois, par l'inflammation de l'oreille, il n'y a pas de moyen plus efficace que d'appliquer un vésicatoire derrière l'oreille. »

Il est, en effet, utile de s'élever contre l'opinion de certaines personnes étrangères à l'art dentaire, et même d'un grand nombre de dentistes qui affirment que l'extraction d'une dent est un moyen assuré de faire cesser la douleur qu'on ressent à son niveau. Bien que la douleur soit perçue directement vers la dent, elle peut cependant avoir son siège dans tout autre point de la cavité buccale. Que d'individus, en effet, désignent comme criminelle une racine absolument inoffensive; alors que, si on fait un examen attentif de l'arcade dentaire, on trouve plus ou moins loin du point désigné une dent présentant une carie pénétrante dans laquelle le stylet réveille des douleurs atroces. Souvent même les malades accusent des douleurs dans la mâchoire supérieure, alors que le siège en est à la mâchoire inférieure; c'est ce que Ferrier [2] a désigné sous le nom de *névralgies réflexes*. Et dans les douleurs rhumatismales localisées à la cavité buc-

---

[1] B. Bell. *Cours théorique et pratique de Chirurgie*, traduit de l'anglais par Bosquillon.

[2] J. Ferrier. *Névralgies réflexes d'origine dentaire*. Paris, 1884.

cale, l'extraction ne donnerait pas certainement de résultat durable.

Autrefois, les médecins, se trouvant en présence de douleurs névralgiques dont ils ne connaissaient pas trop la cause, conseillaient à leur client de se faire arracher quelques dents, espérant ainsi obtenir un soulagement rapide. Les dentistes consultés acceptaient les propositions de ces individus avec une froide insouciance, et malgré le peu de résultats obtenus, ces patients se livraient tout entiers jusqu'à suppression complète de toutes les dents. Mais la névralgie des édentés est venue prouver que les dents n'étaient pas la seule cause des névralgies.

La douleur peut d'ailleurs n'être que sympathique, comme celles qui accompagnent si fréquemment les maladies de l'oreille, des yeux et de la gorge, et celles qui coïncident avec certaines névralgies trifaciales, maladies vers lesquelles tout le traitement doit être dirigé. Les relations nerveuses des divers organes de la face font que, grâce à l'irradiation nerveuse, le point de départ est souvent méconnu. Les douleurs d'oreille, les douleurs du côté des yeux surtout ont longtemps été considérées comme des douleurs idiopathiques; il a fallu que la thèse de Courtaix (¹) vienne jeter un peu de lumière dans ces affections si complexes. On a souvent vu des odontalgies survenir à la suite de la suppression du flux menstruel, d'un saignement de nez habituel, de la suppression d'un vésicatoire, de la guérison d'une affection de la peau. Si ces personnes ont eu recours à un dentiste inexpérimenté, il est certain que l'extraction jugée nécessaire et acceptée par le client n'a pas dû lui donner grand bénéfice.

Les douleurs qu'on pourrait appeler *extra-dentaires*

(¹) E. Courtaix. *Relations pathologiques entre les yeux et les dents.* Paris, 1892.

sont donc assez fréquentes pour qu'on ne doive pas
en méconnaître la cause, et le spécialiste instruit ne
devrait pas s'y tromper.

Mais il est une autre classe de douleurs qui inté-
ressent à un plus haut degré le dentiste; ce sont les
douleurs dentaires vraies, qui ont pour cause une
dent saine ou cariée.

Ces douleurs se présentent sous deux formes : la
forme inflammatoire et la forme nerveuse.

Les douleurs d'origine inflammatoire se développent
tout à coup sous l'influence d'un changement brusque
de température, à la suite d'un coup, d'une chute sur
la face, de l'ingestion d'une liqueur froide ou chaude,
du refroidissement de quelques parties du corps, des
pieds par exemple. La dent douloureuse est intacte
ou peu altérée, la gencive est rouge et tuméfiée, et la
douleur, souvent accompagnée d'un gonflement des
parties voisines, même d'une fluxion de la joue, semble envahir tout le côté de la mâchoire occupé par
la dent qui est atteinte et où elle détermine souvent
une chaleur appréciable à la main, et même quelquefois des battements dans les tempes, des bruissements
dans les oreilles et une abondante salivation.

Tous les moyens qu'on emploie ordinairement contre
les inflammations des autres parties sont en général
ceux auxquels on doit avoir recours. Ainsi, cette douleur cède ordinairement aux gargarismes émollients,
à des fumigations émollientes dirigées sur la dent
malade, à des bains de pieds synapisés. Si la gencive
est entièrement tuméfiée, on se trouve souvent très
bien de l'application d'une ou de deux sangsues sur
cette partie. Ce moyen, qu'on repousse ordinairement,
est bien simple, car il suffit d'enfermer la sangsue dans
un tube de verre et de présenter son extrémité buccale
à la gencive, qu'elle ne tarde pas à dégager.

Les mouchetures, faites avec la pointe d'un bistouri

bien acéré, offrent sur le moyen précédent l'avantage
d'une exécution plus commode et d'une application
plus prompte : la douleur qu'elles causent est très
minime, mais elles nécessitent la venue du médecin
ou du spécialiste.

Les applications de caustiques, tels que teinture
d'iode, acide chromique, etc., donnent peu de résultats; ce sont presque des médications anodines. On se
trouve quelquefois fort bien de cautérisations ponc-
tuées à l'acide phénique pur faites le long de la racine
atteinte. Cette cautérisation est peu douloureuse, si
elle est bien faite; elle produit un peu de révulsion
tout en agissant comme anesthésique.

Je ne parlerai que pour mémoire des emplâtres de
capsicum, des purgatifs, des ventouses appliquées sur
la joue, des cautérisations ignées, des compresses
imbibées d'une solution de chlorhydrate de cocaïne,
des injections de morphine. Ces dernières toutefois
sont quelquefois d'un précieux secours pour combattre
les douleurs intolérables de la périostite.

Il va sans dire qu'il n'est question ici que des
inflammations de cause dentaire, mais non consécu-
tives à une carie pénétrante, avec suppuration des
canaux dentaires, ou à une obturation intempestive.
Ce sont des complications qui demandent l'interven-
tion du dentiste et qui souvent lui donnent beaucoup
de peine, surtout lorsqu'il s'agit de désobturer une
dent, tout en ne procurant aucun plaisir au patient!

Les douleurs de dents occasionnées par l'action d'un
agent irritant passager peuvent aussi être apaisées
par tous les moyens capables de produire une diver-
sion un peu considérable. De même qu'on arrête
fréquemment des hémorragies nasales en plaçant un
corps très froid, tel qu'une clef, sur le cou ou dans le
dos des individus qui en sont atteints, de même une
affection morale vive, une forte impression suffisent

quelquefois pour calmer un mal de dents chez des personnes très nerveuses.

C'est pour cette seule raison que parfois la douleur de dent cesse tout à coup à la porte du dentiste. C'est ainsi qu'on doit également expliquer l'effet brusque et inattendu de diverses amulettes, qui ne devraient avoir aucune espèce d'action, sans la confiance qu'on a en elles, et surtout sans les démonstrations imposantes et l'appareil mystérieux qui accompagnent leur emploi.

Les douleurs à forme nerveuse vont nous retenir un peu plus longtemps, car elles ressortent spécialement du ministère du dentiste. Elles se reconnaissent au défaut de gonflement des parties environnantes, à leur caractère plus aigu, mais moins pulsatif, à leur défaut de continuité; enfin à leur irradiation aux différentes parties de la face qu'animent les mêmes troncs nerveux que ceux qui se distribuent aux dents.

Ces douleurs sont spontanées ou provoquées. Spontanées, elles sont vagues, mal localisées, continues ou intermittentes, revenant quelquefois par petits accès. Elles sont provoquées soit par le contact de l'air, l'absorption d'un liquide froid ou chaud, la pression des matières alimentaires, d'un coton ou d'une matière obturatrice quelconque, par le vide fait dans la bouche au moyen de la succion, par le contact des substances acides ou sucrées, par les efforts qui congestionnent la tête, etc.

Ces douleurs ont donné libre cours à la verve des charlatans, et bientôt le domaine public a regorgé d'une foule de spécifiques et de remèdes de bonnes femmes. On a tour à tour employé l'extrait gommeux d'opium, le laudanum, l'extrait de belladone, l'eau-de-vie camphrée, remèdes appliqués sur un morceau de coton introduit dans la carie.

Une pâte composée d'une décoction concentrée de

racine de pyrèthre, de gingembre, de clou de girofle et de cannelle, réduite à la consistance nécessaire, a joui au commencement de ce siècle d'une grande vogue. Cette pâte, vendue mystérieusement sous forme de petits grains, est même devenue pour quelques individus la base d'une spéculation qui a eu d'assez beaux succès, surtout pécuniairement parlant. La composition tant prônée dans les journaux par ses propres inventeurs, il y a environ soixante à quatre-vingts ans, sous le nom de *Paraguay-Roux*, rentrait dans cette catégorie, puisqu'elle n'était autre chose qu'un extrait alcoolique de cresson de Para. Celle qu'on a répandu sous le nom d'*eau de mars* y rentre aussi, et a trouvé ses principales chances de succès dans les moyens extra-scientifiques qui ont si bien réussi à la précédente.

En résumé, les pâtes et les dentifrices, tels étaient les remèdes employés pour calmer le mal aux dents. Ces moyens, d'ailleurs, étaient peu différents de ceux qu'on employait dans l'antiquité.

A ce propos, nous allons parler, à titre de curiosité, de quelques préparations employées par les Anciens, dont la composition se rapproche un peu de celles de nos jours ou qui par leur bizarrerie offrent quelque intérêt. Nous empruntons ces quelques citations au travail de M. Antoine Cabaton, de l'École des Hautes-Études (sciences historiques et philologiques) : *De certaines pratiques d'hygiène de la bouche chez les anciens* [1].

Hippocrate (*Épidémies*, 5, § 67) cite l'observation suivante : « A la femme d'Aspasius, douleur violente de dents; les mâchoires se gonflèrent; ayant usé d'un collutoire composé de poivre et de castoréum, elle fut soulagée. »

[1] *Revue de Stomatologie*. Paris, mars 1896.

Celse conseille contre la douleur des dents, « mal qu'on peut mettre au rang des plus grands tourments, » de garder la diète, de tenir quelque liqueur médicamenteuse dans la bouche, qu'on renouvelle souvent; la racine de quintefeuille bouillie dans le vin mixtionné, la noix de galle, l'opium, le saran, l'encens, le poivre, le soufre, l'alun, des fomentations de menthe, etc.

Pline préconise contre l'odontalgie la racine de panax, la jusquiame, la racine de plantain, l'aristoloche, une décoction de quintefeuille dans du vin ou du vinaigre réduite au tiers, et après s'être préalablement lavé la bouche avec de l'eau de mer, garder la décoction dans la bouche; le suc de peucedanum mêlé au pavot, etc.

Parmi les remèdes magiques du même auteur, il convient de parler de la manière de supprimer à jamais les maux de dents : « Si après avoir circonscrit l'érigeron (*Senecio vulg.* Z) avec un instrument de fer et l'avoir arraché, on en touche trois fois la dent malade en crachant chaque fois, et qu'ensuite on remette la plante dans le trou, on n'aura plus mal à cette dent (¹). »

Les dentifrices proprement dits de Pline sont : la cendre de tête de loup, la cendre de tête de lièvre, la cendre de tête de souris, la cendre d'os d'astragale de bœuf mêlée à la myrrhe, etc.

Ses dentifrices magiques sont constitués par : la cendre de chien mort de la rage, elle est précieuse contre les maux de dents (!); l'os de l'épine d'un dragon ou d'un serpent d'eau qui doit être mâle et blanc (!); et enfin la graisse de crocodile, l'os du front d'un lézard (!!).

A recommander surtout pour ne plus souffrir des dents : mordre le cœur d'une couleuvre ou, si l'on

(¹) Pline. *Histoire naturelle*, liv. XXV, CIV.

aime mieux, manger un rat deux fois par mois, est un excellent préservatif.

Nous croyons aussi que le conseil du même Pline pour se donner bonne haleine ne sera pas médiocrement goûté : Se frotter chaque jour les dents avec de la cendre de rat mêlée à du miel et de la racine de fenouil !

Nous terminerons en parlant de la poudre dentifrice qu'Apulée envoya à Calpurnius avec ces vers :

Calpurnius, salve properis versibus,
Misi, ut petisti, mundicinas dentium,
Nitelas oris ex arabis frigubus (1).

Salut en quelques vers, ami, selon tes vœux,
La voilà celle poudre aux secrets merveilleux,
Baume pur, doux présent que nous fait l'Arabie.

Apulée poursuit, en se plaignant de Calpurnius qui avait cherché à lui nuire. « Peut-être, dit-il, ai-je mérité le blâme pour lui avoir envoyé une poudre extraite des plantes de l'Arabie; il eût été sans doute plus convenable pour lui de suivre le répugnant usage des Ibériens et de prendre, comme eux, suivant Catulle :

... Sua sibi urina
Dentem atque russam pumicare gingivam (2).

Mais continuons à citer les vers d'Apulée :

Tenuem, candificum, nobilem pulvisculum,
Complanatorem pridianæ reliquæ;
Ne quæ visatur tetra labes sordium,
Restrictis forte si labellis riseris.

Source de propreté! blanche et noble poussière,
Par elle vois soudain la gencive guérir,
L'enflure disparaître et la bouche s'ouvrir,
Sans montrer à nos yeux, toujours pure et vermeille,
Les restes dégoûtants du repas de la veille (3).

---

(1) Cl. Salmasii (Saumaise). *Pliniæ exercilationes in Caii Iulii Poly historia.* Parisiis, apud Hier. Drouard, M DC XXIX.
(2) Catulle. *Carmen XXXIX,* in Ignatium.
(3) Apulée. *Apologie,* éd. Dubochet. Paris, 1842, in-8°.

En résumé, les dentifrices et odontalgiques antiques composés de substances odoriférantes ou de narcotiques étaient à peu de chose près les mêmes que maintenant. On peut donc dire, avec Galien : « Par quel motif Hippocrate et quelques autres ont-ils été poussés à trouver tout cela? Ils avouent l'ignorer. Il suffit, disent-ils, qu'on use à propos des remèdes découverts comme on voit faire les autres artisans; car, ni le forgeron, ni le charpentier, ni le cordonnier ne recherchent comment ont été inventés les arts qu'ils exercent; mais ils acquièrent de la réputation en exécutant ce qu'ils ont appris de leurs maîtres et ce dont une expérience personnelle leur a confirmé l'utilité ('). »

Ces remèdes pouvaient suffire pour leur époque, et certes ils pouvaient lutter de valeur avec ceux préconisés au siècle dernier.

Mais aujourd'hui, grâce aux progrès de la thérapeutique spéciale, grâce surtout à la connaissance plus intime de la pathologie spéciale et aux bienfaits de l'antisepsie, le chirurgien arrive à un résultat thérapeutique meilleur, sans avoir recours à tous ces remèdes de bonnes femmes.

Pour exposer avec plus de clarté l'état actuel du traitement de la carie dentaire et des douleurs qu'elle occasionne, il convient de considérer à part la carie non pénétrante et la carie pénétrante.

1º Les douleurs de la carie non pénétrante sont habituellement calmées par la toilette de la cavité et l'application d'un pansement occlusif composé de coton imbibé d'une teinture résineuse quelconque. La teinture de benjoin remplit ce rôle à merveille; en imprégnant les mailles du coton, elle forme un épais feutrage qui empêche l'arrivée de la salive, et cons-

(¹) OEuvres de Galien, trad. par le Dr Ch. Daremberg, t. II, p. 545.

titue ainsi un bouchon dur, longtemps incorruptible. Certains cas peuvent cependant nécessiter une certaine action médicamenteuse. Dans les caries superficielles atteignant le réseau anastomotique des canalicules de l'ivoire, la douleur provoquée est quelquefois très vive ; en ce cas, l'application d'un caustique léger réussira très bien.

Le meilleur pansement à cet effet est assurément le pansement phéniqué. Une boulette de ouate, imprégnée d'acide phénique en solution alcoolique au $\frac{1}{10}$, est mise au fond de la cavité, préalablement lavée et séchée ; on la recouvre ensuite d'une autre boulette plus volumineuse de coton sec ou imbibé d'une mixture durcissante.

Tomes conseille l'emploi d'une solution de nitrate d'argent, préparation qui, sans présenter plus d'avantages que l'acide phénique, possède l'inconvénient de noircir l'ivoire qu'elle touche.

On reproche souvent à l'acide phénique le goût désagréable qui l'accompagne ; mais avec une préparation dans laquelle on fait entrer de l'essence de citron, on arrive à masquer l'odeur. On peut, par exemple, se servir de la préparation suivante :

Acide phénique cristallisé. ⎫ āā 2 grammes.
Essence de citron........ ⎬
Alcool à 90°.............. 10   —

Il n'est pas utile de recourir à des mixtures plus ou moins complexes, à moins toutefois qu'on ne veuille les faire appliquer par le malade lui-même. Lorsque, en effet, des mains inhabituées pratiquent ces pansements, elles mettent trop d'acide phénique, en laissent couler à côté de la dent, sur la langue, les lèvres, les gencives, qui se trouvent ainsi inutilement brûlées, sans aucun bénéfice pour la carie.

Dans ces cas, au lieu du pansement à l'acide phé-

nique pur ou en solution très concentrée, il vaut
mieux employer une mixture moins caustique, par
exemple :

Acide phénique neigeux.....⎫
Alcool.................⎬ ãã 1 gramme.
Essence de citron.........⎭
Alcool de menthe............. 10   —
Teinture de benjoin du Codex.... 10   —

ou encore :

Acide phénique............... 1 gramme.
Glycérine.................... 20   —

On pourrait remplacer l'acide phénique par la créo-
sote; mais malheureusement cette dernière a une
odeur désagréable tellement persistante qu'elle suscite
chez certaines personnes une répugnance invincible.

L'éther, le chloroforme, le chloral, l'extrait d'opium,
les sels de morphine et certaines essences aromatiques
peuvent aussi être employés. Ces substances agissent
comme pansement occlusif et antiseptique. Certaines
essences cependant peuvent être employées à titre
d'agrément, telles sont les essences de menthe, d'anis,
de girofle.

Si l'on n'a pas sous la main de mixture spéciale, on
peut lui substituer un liquide alcoolique ou une eau
dentifrice dont le but est d'empêcher les fermenta-
tions.

Ces pansements, dont le principal but est de calmer
la douleur, ne doivent pas être trop serrés; on doit les
renouveler chaque jour et plus souvent en cas de
crises douloureuses. Il serait bon d'en faire un le soir,
pour prévenir le retour de la douleur pendant la nuit.

2° Nous arrivons à la carie pénétrante, au mal de
dents proprement dit, à ces douleurs aiguës qui deviennent de plus en plus violentes, finissent par s'accom-
pagner d'élancements, ne se calment par instants que

pour revenir plus intolérables encore et dont un état de surexcitation inouï est la principale conséquence. C'est là que le spécialiste doit se révéler en soulageant le malade de sa douleur. Comme le disait le Dr David dans une leçon faite à l'École dentaire de Paris (mars 1886) : « C'est bien plus par l'art qui consiste à calmer une douleur que par celui de bien savoir édifier un appareil ou conduire à bonne fin une aurification que l'on acquiert la confiance du malade. » Aussi doit-il avoir recours à un pansement bien compris et surtout bien exécuté.

Dans ce cas, le pansement calmant a pour but de faire cesser simplement la douleur sans détruire la pulpe. Pour arriver à un bon résultat, il faut procéder minutieusement à la toilette de la cavité à l'aide de lavages à l'eau tiède; ouvrir, si cela est nécessaire, largement avec le tour à fraiser l'orifice extérieur de la carie pour en voir le fond, et s'assurer qu'aucun corps étranger ne reste au contact de la pulpe. Il est rare qu'après ces premiers soins la douleur ne cesse immédiatement.

L'acide phénique trouve encore là son indication; il aura pour effet particulier d'anesthésier la surface touchée de la pulpe, en la cautérisant légèrement, en la décongestionnant. Cette propriété a fait dire de l'acide phénique qu'il est *l'ami de la dent*. On peut comparer cette action calmante à celle des caustiques appliqués sur le derme dénudé, dans le cas des aphthes par exemple, qui deviennent insensibles aussitôt après avoir été touchés avec le crayon d'argent.

Sous l'influence d'un ou plusieurs pansements phéniqués, l'organe pulpaire revient vite à son état normal, et l'on pourrait ainsi l'entretenir pendant des années sans souffrance. Largement découvert, il ne devient douloureux que par le fait de la compression ou du traitement. David rapporte le cas d'une personne qui a conservé pendant cinq ans une pulpe presque entière sans en souffrir.

C'est surtout dans ces cas qu'il convient de faire le pansement lâche. L'idéal est de laisser à l'entrée de la carie un coton qui, sans la toucher, tienne la pulpe sous une atmosphère phéniquée.

Ce n'est cependant pas ainsi que la plupart des praticiens recherchent le calme des douleurs pulpaires. Et ce serait perdre son temps que de citer la liste interminable de formules, de mixtures anesthésiques prônées par leurs auteurs.

Ces mixtures anesthésiques, dans lesquelles entrent soit l'éther, le chloroforme, le chloral, des essences, des préparations d'opium, des caustiques, n'ont jamais donné d'aussi bons résultats que le pansement phéniqué. Si ce dernier échoue, c'est uniquement à cause de l'inflammation, de l'étranglement de la pulpe. Il suffit en ce cas d'ouvrir, d'agrandir le pertuis de pénétration. Cette opération, alors même qu'on n'aurait pas touché la pulpe, ramène le calme et permet une application plus convenable de la substance médicamenteuse appropriée.

Bien que nous ne nous soyons proposé que de calmer les douleurs dentaires, il est cependant nécessaire de poursuivre le traitement et d'arriver à un résultat thérapeutique. Si la pulpe est saine, on a conseillé le coiffage avec une obturation par-dessus. Mais si la pulpe est plus ou moins malade, il convient de la détruire à l'aide de caustiques, l'acide arsénieux par exemple, de faire le curettage des canaux dentaires, pratiquer l'asepsie la plus grande, opération très délicate et très importante, et pratiquer l'obturation sans tarder; plus on répète les pansements, plus on a de chances d'insuccès; car si les canaux ne sont pas infectés, ils ont beaucoup de chances de le devenir. Les obturations dans le cas de pulpes malades, mais non suppurées, devraient toutes se faire après un premier pansement caustique et le curettage profond des canaux, lorsque la sensibilité n'entrave pas la marche de l'opérateur.

On voit donc que, malgré les reproches que nous adressons aux personnes qui se laissent influencer par les promesses des charlatans et d'une foule de personnes imprudemment officieuses, en ce qui concerne tant de prétendus spécifiques qu'ils donnent comme infaillibles, nous ne prétendons pas que certaines substances appliquées sur une dent ne puissent contribuer à faire cesser les douleurs dont elle peut être le siège; mais aucune de ces substances n'a de vertu purement spécifique. Soutenir le contraire serait le fait de l'imposture ou de l'ignorance.

Nous arrivons donc à conclure que toutes les personnes qui tiennent à conserver leurs dents doivent, pour apaiser les douleurs dont ces organes sont si souvent le siège, s'adresser au spécialiste. Lui seul possède tous les moyens qui peuvent être employés avec succès, avec cette différence qu'il est si important de prendre en considération, qu'il sait les employer à propos, et que, quand la raison lui démontre qu'ils ne peuvent avoir aucun résultat avantageux, il évite aux personnes qui souffrent un temps qui permet à la maladie d'augmenter, en leur substituant quelques autres remèdes. Si le mal est le résultat d'une altération profonde de la dent, qui la met au-dessus des ressources de son art, il en conseillera le sacrifice, et sauvera ainsi le malade de l'atteinte des parties voisines et des complications graves qui peuvent en être la conséquence.

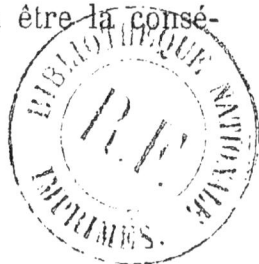

Bordeaux. — Impr. G. Gounouilhou, rue Guiraude, 11.

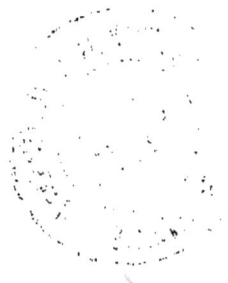

.

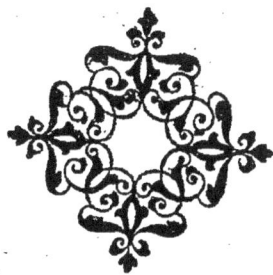